AF317266

Des Soins à donner

AUX NOUVEAU-NÉS

et particulièrement

DE L'ALLAITEMENT

PAR LE DOCTEUR

CHARLES GUELLIOT

*Membre de la Société d'Hygiène de France,
de la Société de médecine publique et d'Hygiène
professionnelle de Paris, etc.*

Chargé par M. le Préfet des Ardennes
de faire des conférences publiques d'hygiène
dans les communes
de l'arrondissement de Vouziers.

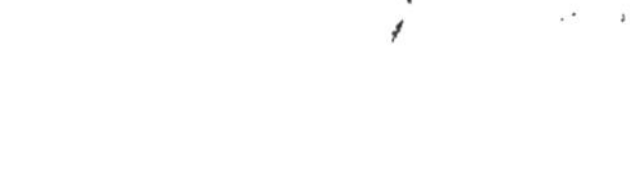

PARIS

ALCAN-LÉVY, IMPRIMEUR-ÉDITEUR

61, rue de Lafayette

1884

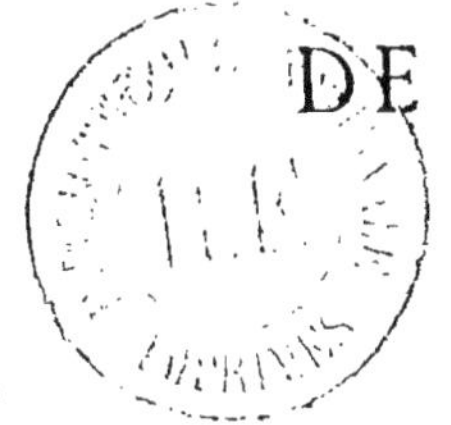

A MONSIEUR

LE PRÉFET DES ARDENNES

Hommage de l'auteur

Des Soins à donner

AUX NOUVEAU-NÉS

et particulièrement

DE L'ALLAITEMENT

Mesdames et Messieurs,

Permettez-moi d'abord de vous dire que ce n'est pas sans une très grande appréhension que je viens prendre la parole devant vous. Vous avez vu sur les journaux que je devais faire des conférences, et vous avez cru peut-être qu'il s'agissait de discours pompeux. Je tiens tout d'abord à vous dissuader : je n'ai rien de ce qu'il faut pour faire un orateur ; c'est à peine si j'ose espérer faire devant vous une conférence ; j'aime mieux dire que j'aurai avec vous un entretien familier, entretien que je m'efforcerai de rendre intéressant et utile.

Ceci bien convenu, vous me demanderez d'où

je viens, c'est-à-dire qui m'envoie, et ce que je viens faire. Eh bien, le voici :

Vous savez aussi bien que moi ce que, depuis quelque temps et surtout dans ces tout à fait dernières années, on a fait pour l'instruction et pour l'éducation de la jeunesse. Votre enfant, à peine est-il capable de comprendre, qu'on vous force à le porter sur les bancs de l'école, et de cette école il n'en sortira qu'à un âge déterminé. De six à treize ans, aucun patron ne peut l'occuper dans l'industrie, les patrons et les parents en sont responsables ; à Vouziers, comme dans toutes les sous-préfectures, il existe une commission, dont j'ai l'honneur de faire partie, commission qui est chargée de pénétrer à la sucrerie, dans les briqueteries et jusque dans les plus petits ateliers de couture, de repassage, de cordonnerie et même de vannerie, afin de voir si cette loi protectrice de l'enfance est observée. A côté de cela on s'occupe aussi de la morale : ainsi une jeune fille ne peut pas travailler, *la nuit,* dans un établissement industriel quelconque, avant vingt ans.

A peine votre enfant peut-il marcher qu'on lui apprend la gymnastique, puis l'exercice militaire; en un mot, on s'efforce de mener de front la culture du corps et celle de l'esprit, persuadés que sont nos gouvernants qu'on n'arrive à rien si on n'a un esprit sain dans un corps sain, c'est-à-dire que notre idéal doit être celui des anciens : *mens sana in corpore sano.*

Malgré tout, il m'a semblé qu'il y avait encore une grande lacune : on enseigne tout ou presque tout, on apprend aux enfants l'histoire et la géographie, les mathématiques, la physique et la chimie ; on n'oublie qu'une chose, c'est cette science qui apprend à vivre, à se loger convenablement, à se nourrir, à se vêtir. Dans quel pays, à quelle époque, s'il vous plaît, a-t-on appris à l'homme cette science qui enseigne la façon d'éviter les maladies, de se passer de médecins et de pharmaciens ? Et cependant c'est là une des choses les plus importantes de la vie : qu'il arrive une épidémie de fièvre typhoïde, de petite vérole ou de choléra (et vous savez, pour ce qui est du choléra, combien on en parle en ce moment), où saurez-vous, si quelqu'un ne vous l'apprend, quelles sont les précautions indispensables pour éviter, autant que faire se peut, ces terribles fléaux ? Soyez donc persuadés que sur cent malades il n'y en aurait peut-être pas deux, si on savait les règles principales de l'hygiène, et surtout si on les observait. C'est cette immense lacune dans l'instruction populaire que j'ai fait remarquer à l'autorité compétente, et c'est parce qu'il l'a parfaitement bien comprise que M. le préfet des Ardennes m'a chargé de traiter devant vous les questions les plus importantes de l'hygiène, c'est-à-dire de cette science qui a pour but la conservation de la santé.

Lorsque j'ai reçu cette mission de la préfecture, je me suis demandé par où je commencerais. Et bien, ayant une grande quantité de choses à vous dire, il m'a semblé tout naturel de commencer par l'enfance de l'homme ; j'ai cru que je devais d'abord vous parler de ce bébé, dont personne ne s'occupe. Je viens de vous dire qu'aujourd'hui on faisait ce qu'on n'avait jamais fait pour l'élevage des enfants, depuis le moment où on peut les forcer à fréquenter l'école ; mais avant d'y arriver, à cette école, l'enfant a déjà vécu plusieurs années, et qui s'en est inquiété à cet âge ? personne. Qui sait ce qu'on doit en faire ? comment il doit être élevé ? personne ou presque personne. Et voyez néanmoins combien ce premier temps de l'existence est important : comment ferez-vous plus tard pour avoir le *mens sana in corpore sano* des anciens, si vous n'avez que de petits êtres faibles, scrofuleux ? Comment compter sur les générations futures, si la moitié des enfants meurent et si les trois quarts de l'autre moitié ne sont que des petits êtres atrophiés au moral comme au physique ? Et cependant c'est là où nous en sommes : sur 100 enfants qui meurent, 95 meurent de la faute des parents, qui ne savent pas les soigner. Toutes les jeunes mères ont de la bonne volonté, mais toutes écoutent qui ? les commères, ce fléau que le ciel, en sa fureur, a déchaîné contre l'enfance innocente. Vous le voyez cet enfant, hier souriant, étendu aujourd'hui sur vos genoux ; vous inondez son visage de larmes et vous cherchez un battement de son cœur ; mais déjà ce cœur ne bat plus, et le médecin, appelé trop tard, ne trouve qu'un cadavre. Depuis trois semaines la diarrhée le minait et les commères avaient dit : « *Ne soignez pas cette diarrhée, gardez-vous surtout d'appeler un médecin ; ce sont les dents.* » Paroles terribles, coutume des plus funestes, en même temps des plus répandues, et qui a tué tant d'enfants !

Lorsque j'étais étudiant, tous les jours en sortant de l'hôpital de la Charité, je passais devant une librairie agricole où je voyais à chaque instant de nouveaux volumes, c'était l'art d'élever les abeilles, d'élever les petits poulets ou les veaux, et quantité d'autres ouvrages très utiles. Je ne sais quel utopiste du commencement de ce siècle s'était ingénié de vouloir apprendre à ses semblables la façon de se faire 3,000 livres de rentes en élevant des lapins. Tout cela est très beau, et je sais qu'il est difficile de se faire 3,000 livres de rentes en élevant des enfants ; mais avouez que ce pauvre petit bébé qui vient de voir le jour pour la première fois mérite bien qu'on s'occupe un peu de lui, et rappelez-vous donc que pour l'Europe il s'agit de 30 millions d'enfants à protéger contre les mille et un dangers qui sèment le chemin de la vie, depuis la naissance jusqu'à la puberté. Sachez que de 0 à 1 an, c'est-à-dire dans la première année, la dîme mortuaire varie de 18 à 21 pour 100 ; à ce point que chez nous on trouve que l'enfant qui vient de naître a moins de chance de vivre une semaine que le vieillard de 90 ans, et qu'il a à peu près les mêmes chances de vivre un an que le vieillard de 80 ans. Ayez enfin toujours présent à l'esprit ceci, c'est que les vices dans la constitution de l'enfant se perpétuent, se transmettent, en un mot que *l'enfant est le père de l'homme.*

Il est certain cependant que s'il y a encore énormément à faire, on a déjà fait beaucoup, et je serais heureux, si vous voulez me le permettre, de vous dire quelques mots à cet égard. Tous les jours vous entendez des vieillards vous dire : de notre temps on était plus fort qu'aujourd'hui. Or, rien n'est plus faux. Quand les vieillards d'aujourd'hui étaient jeunes, on ne soignait pas les enfants, et tout enfant qui naissait faible était invariablement voué à la mort. Aujourd'hui ces pauvres petits êtres sont mieux soignés, ils échappent à la mort pendant la première année, mais plus tard ils deviennent des hommes faibles, poitrinaires, cancéreux, etc. Il n'en est pas moins certain qu'on a fait un progrès, puisqu'au lieu de les laisser mourir on les fait vivre plusieurs années, et c'est ce qui explique pourquoi il y a plus de gens faibles, plus de malades qu'au siècle dernier ; à cette époque, il n'y avait que les individus extrêmement forts qui survivaient, et sur eux la maladie n'avait plus de prises. J'ai connu un médecin du premier empire qui est arrivé à un âge très avancé ; est-ce à dire pour cela que tous les hommes de cette époque étaient forts ? Combien donc sont morts pendant ces guerres désastreuses d'Espagne, de Russie, etc. De tout temps il y a eu des individus forts, et il est évident que les générations futures seules pourront savoir si la nôtre a produit des vieillards. Sachez du reste que la moyenne de la vie augmente; c'est ainsi qu'elle était :

Avant 1789, de..	28 ans
En 1817, de.............	31 ans
En 1834, de................ ...	34 ans
En 1853, de................	36 ans
Et qu'elle est aujourd'hui de..	38 ans

Mesdames, je tiens à ce que vous sachiez que rien au monde n'est plus simple que d'élever un enfant, et je suis certain que si vous voulez m'accorder votre attention pendant quelques instants vous en saurez assez en sortant d'ici. Mais, avant de commencer, je tiens à ce qu'il soit bien entendu que, le temps me manquant, je ne vous donnerai que les règles principales, et que je m'efforcerai, chemin faisant, de déraciner autant que possible ces préjugés si funestes dont je vous parlais tout à l'heure.

Un enfant vient de naître ; une foule de questions surgissent : comment doit-on le nourrir ; comment doit-on le coucher ; comment doit-on le vêtir, etc., etc. Eh bien, pour commencer par la nourriture, je dois d'abord établir devant vous ce principe : *vous devez nourrir votre enfant comme les mammifères nourrissent leurs petits.* Quand vous verrez une chatte nourrir son petit chat avec de la viande ou des carottes, vous aurez le droit d'en faire autant; jusqu'à ce moment, vous devez faire comme elle et nourrir votre enfant avec du lait. Avant tout je voudrais que vous me permettiez de vous dire quelques mots de ce lait que vous connaissez aussi bien que moi.

Mettez du lait dans un vase et laissez-le reposer; que se passe-t-il? A la superficie, il se forme une couche, qui est la crème; au-dessous se trouve la caséine et le petit-lait.

La *crème* est formée par les globules du lait; ces petits globules ont environ 5 millièmes de millimètre, d'autres sont un peu plus gros. Ils sont formés (je sais que certains auteurs en donnent une autre description) d'une enveloppe et d'un contenu qui est le beurre. Quand vous mettez de la crème dans un vase et que vous la battez avec un instrument quelconque, vous déchirez les enveloppes, et le contenu de chaque globule s'agglomère avec le contenu du globule voisin pour former une masse de beurre. Voici maintenant à quoi sert ce beurre dans l'alimentation de l'enfant. Si, rentré chez vous, vous couchez une barre de fer dans un lit, à côté du lit de votre enfant; si ensuite vous vous relevez la nuit pour voir ce qui se passe, vous pouvez voir que le fer est resté froid tandis que votre enfant est chaud, bien que tous les deux aient été couverts de la même façon. C'est qu'en dedans de nous se trouve une source de chaleur, chaleur qui n'est pas produite, mais conservée seulement par les vêtements. Cette chaleur est entretenue par certains aliments et principalement par les graisses, le beurre en particulier. Messieurs, les gens eux mêmes qui n'ont jamais entendu ce que je viens de vous dire, savent parfaitement bien que plus ils absorbent de graisse, plus ils ont de chance de résister au froid; c'est ainsi que les Esquimaux mangent des quantités considérables de viandes grasses, et, entre leurs repas, au lieu de bière et de vin, s'invitent à boire des huiles de poisson; on en a vu qui prenaient par jour plusieurs litres d'huile de foie de morue. Dans les pays chauds, au contraire, les individus qui abusent des graisses et surtout du porc, sont sujets aux affections de la peau et à d'autres maladies dues à ce qu'ils produisent plus de chaleur qu'il n'est nécessaire pour vivre.

Quant à la *caséine*, c'est avec elle qu'on fait le fromage ; ingérée dans l'estomac, puis digérée, elle sert à faire la chair, les muscles.

Le *petit-lait* a de l'importance parce qu'il tient en dissolution du *sucre* et des *sels*. Le *sucre* sert à rendre le lait agréable au goût, de plus il fait de la chaleur. Le plus important des *sels* est le phosphate de chaux. Lorsqu'on mange un jeune animal, on trouve des os flexibles, c'est que ces os sont encore gélatineux ; ce n'est que plus tard que le phosphate de chaux doit s'y incruster comme dans une éponge dont il remplirait les vides. Ce phosphate de chaux, l'enfant, comme les petits mammifères, le trouve

dans le lait, et le lait renferme de même les élé-
ments nécessaires à la formation du cerveau et des
autres organes. Allez en Champagne, et vous verrez
que l'homme et les animaux y sont plus forts que
partout ailleurs, et je parle des animaux sauvages
tels que les lièvres, aussi bien que des animaux
domestiques : c'est tout simplement à cause des
sels calcaires que renferme le terrain. Remarquez,
en passant, combien il serait utile, lorsque les ter-
rains ne contiennent pas assez de ces sels, de leur
en rendre, en ajoutant aux engrais des os pulvé-
risés.

Vous voyez donc que le lait est un aliment complet pour l'enfant. Du reste, à cette époque de la
vie, la tunique musculaire de l'intestin et les sucs
gastriques et intestinaux sont encore incapables de
digérer autre chose : la diarrhée et les vomisse-
ments (chez les petits enfants) reconnaissent presque
toujours pour cause une alimentation trop forte.

On consomme partout une grande quantité de
lait; ainsi, à Londres, on en consomme 38 litres
par tête, et à Paris, 100 litres. Le lait a toujours
été en grand honneur chez les anciens : les Romains
en faisaient un grand usage; de même aujourd'hui,
en Auvergne et dans d'autres pays de pâturages,
il est presque la seule nourriture des vachers, qui
se portent parfaitement bien et sont remarquables
par la fraîcheur de leur teint; il en est de même
des peuplades nomades d'Afrique; en Abyssinie,
on en fait absorber de grandes quantités aux

femmes pour déterminer chez elles une obésité exagérée, ce qui est le caractère suprême de la beauté; de même, sur les bords du Danube bleu, les jeunes filles, arrivées à l'âge de dix-huit ans, prennent toutes de l'arsenic pour se faire rougir et s'engraisser; il paraît que sans cela elles ne trouvent pas à se marier. Sur les bords du Nil blanc on ne nourrit les vaches que pour boire leur lait pur ou caillé, les Cafres en consomment de grandes quantités; les Lapons n'ont guère d'autre boisson que le lait de renne, et, chose remarquable, ils ne traient ces animaux que tous les quinze jours; c'est probablement à cause du froid que le lait reste potable aussi longtemps. Cet usage général du lait suffirait pour en montrer l'utilité, utilité que je viens de vous prouver en vous en montrant la composition.

Mesdames,

Une femme, à moins de cas excessivement rares, doit nourrir son enfant.

Dans tous les temps, la femme nourrissant au sein a été respectée: si la mère de Coriolan a su fléchir la colère de son fils et sauver Rome, c'est parce que près d'elle se tenait la femme de Coriolan et que cette femme avait, suspendu à son sein, comme l'orange aux branches de l'oranger, un nouveau-né. De même de pauvres petits êtres couchés sur le sein de leurs mères avaient suffi pour empêcher deux peuples de s'égorger, et c'est en vain que, sans eux, ces pauvres femmes se fussent jetées entre les combattants; sans eux, les Romains, une seconde fois vaincus, eussent vu les Sabins vainqueurs anéantir Rome naissante. Chez les Grecs comme chez les Romains et les Germains, c'était une opprobre que de ne pas nourrir; chez les Romains, une femme qui ne nourrissait pas était mise à l'index et plus jamais n'osait se représenter en public; c'est du reste encore la façon de voir des Chinois et d'autres peuples qui passent pour moins civilisés que nous. Les anciennes républiques avaient décrété l'allaitement maternel obligatoire, et pour les cas où il était impossible, Platon avait conseillé d'établir une laiterie féminine.

Je sais parfaitement qu'ici la plupart des femmes nourrissent au sein, mais je sais aussi qu'il est certains cas où la mère ne peut pas nourrir; alors comment faire. Beaucoup de personnes cherchent une nourrice; évidemment c'est là le meilleur moyen, mais la chose est bien rarement possible : la bonne nourrice est, en effet, excessivement rare. Il est bon qu'elle ait de vingt à trente ans; on doit chercher à connaître son caractère et, ce qui vous semblera singulier, le caractère du mari. Vous saurez en effet que les mauvais traitements de l'homme peuvent avoir une grande importance sur la sécrétion du lait de sa femme; il en est de même de tout ce qui peut impressionner péniblement la mère. Les journaux anglais racontent l'histoire d'une femme qui, entendant des coups de fusil dans la rue, se met à sa fenêtre et voit son mari tué par une balle; quelques instants après, elle donne le sein à son enfant, qui meurt subitement. On parle également de vaches, prises dans des incendies, dont les veaux sont morts après avoir teté. Ce que vous devez surtout retenir, c'est que, dans aucun cas, vous ne serez excusables si vous introduisez chez vous une nourrice sans consulter votre médecin ; si le secret médical ne m'en empêchait, je vous raconterais une histoire terrible d'épidémie de syphilis, propagée par une nourrice qui n'avait pas été examinée par un médecin. Pour ce qui est de la nourriture de la femme qui nourrit, je n'ai qu'une chose à vous dire : il faut que la nourriture soit suffisante, qu'elle ne soit pas trop différente de la nourriture habituelle, et, avant tout, qu'elle soit bien digérée ; il est faux de dire que certains aliments augmentent ou diminuent la sécrétion du lait, les lentilles sont peut-être le seul aliment qui augmente la quantité du lait, quantité qui est au contraire notablement influencée par certains médicaments. Pour ce qui est de l'alcool, sachez que certaines femmes en absorbent des quantités incroyables et que c'est là une cause très fréquente de convulsions chez les enfants.

La mère ne peut pas nourrir, on ne trouve pas de nourrice, alors que faire ?

Ce qu'il faut avant tout, c'est choisir un lait, puisque celui de femme fait défaut. Je vous pré-

sente ici un tableau qui vous indique la composition des principaux laits que nous pouvons avoir

<table>
<tr><th colspan="6">ANALYSE DES DIFFÉRENTS LAITS (*)</th></tr>
<tr><td></td><th>CASÉINE.</th><th>BEURRE.</th><th>SUCRE.</th><th>SELS.</th><th>EAU.</th></tr>
<tr><td>Femme....</td><td>39.24</td><td>26.66</td><td>43.64</td><td>1.38</td><td>886.51</td></tr>
<tr><td>Vache.....</td><td>53.04</td><td>27.52</td><td>40.25</td><td>0.45</td><td>880.74</td></tr>
<tr><td>Chèvre ....</td><td>54.34</td><td>25.93</td><td>31.46</td><td>0.56</td><td>887.71</td></tr>
<tr><td>Anesse ....</td><td>38.65</td><td>18.56</td><td>45.38</td><td>0.50</td><td>896.91</td></tr>
<tr><td>Jument....</td><td>39.72</td><td>21.45</td><td>44.08</td><td>0.50</td><td>894.35</td></tr>
<tr><td>Brebis.....</td><td>95.54</td><td>28.33</td><td>36.54</td><td>0.70</td><td>837.89</td></tr>
<tr><td>Chienne...</td><td>114.37</td><td>49.28</td><td>66.35</td><td>3.01</td><td>766.99</td></tr>
<tr><td>Truie .....</td><td>119.31</td><td>39 74</td><td>4 29</td><td>4.01</td><td>832.65</td></tr>
</table>

(*) Voir d'Ardenne: *De l'allaitement artificiel*, ouvrage qui nous a beaucoup servi et que nous recommandons d'une façon particulière.

sous la main; mais avant tout veuillez vous rap-
peler ce que je disais en commençant, c'est-à-dire
que tous les laits se composent : 1º de *beurre*, qui
entretient la chaleur; 2º de *caséine*, qui sert à faire
la chair, les muscles ; 3º du *petit lait*, qui contient
du *sucre* et des *sels*, dont le principal est le phosphate de chaux. Messieurs, pour ne pas vous en-
nuyer, je ne vous lirai pas tous ces chiffres, je vous
prie seulement de jeter un coup d'œil sur ce tableau,
afin de pouvoir suivre ce que j'ai à vous dire.

Voici d'abord le lait de *femme* : c'est évidemment le meilleur pour l'enfant, c'est lui qui nous servira de terme de comparaison.

Vous voyez ensuite le lait de *vache*. Il renferme plus de *caséine*, qui sert, comme je vous l'ai dit, à faire des muscles; il y en a davantage que dans le précédent, parce que le veau marche plus vite que le petit enfant. En marchant, le veau fait de la chaleur; il s'échauffe; mais l'enfant, lui, ne marche pas; s'il ne marche pas, il a besoin d'absorber, plus que le veau, des aliments qui produisent de la chaleur, et vous voyez que dans le lait de femme il y a plus de beurre et de sucre que dans celui de vache. Mais la plus grande différence c'est qu'il contient moins de sels : vous savez, en effet, que, bien que le veau marche depuis longtemps quand vous le mangez, il y a cependant une grande partie des os *qui ne sont pas durs*, qui ne sont pas *ossifiés*. A la première occasion, vous verrez dans votre assiette les os de veau encore cartilagineux à leurs extrémités.

Vient ensuite le lait de *chèvre*. Il est très riche en *caséine*, ce qui fait qu'on doit craindre de le donner à certains enfants, surtout dans les premiers mois; il est alors trop souvent un aliment indigeste, et c'est une erreur complète de dire, comme en Amérique, qu'il est plus digeste que le lait de vache. Chez beaucoup de chèvres, il a une odeur caractéristique due à l'acide hircique; enfin la chèvre n'en produit pas aussi longtemps que la vache, et son lait est plus difficile à se procurer.

Soyez donc persuadés qu'il n'y a aucun avantage à le donner, à moins qu'on ne puisse faire prendre l'enfant directement à la chèvre, parce que alors on supprime les instruments intermédiaires.

Le lait d'*ânesse* est celui qui se rapproche le plus du lait de femme ; il contient un peu plus de sucre, mais moins de beurre et de caséine. Il en résulte que c'est le lait le plus digeste dans les premiers temps de la vie. Malheureusement il est plus difficile à trouver que celui de vache, et il est souvent purgatif.

Ce que je viens de dire s'applique également au lait de *jument*.

Le lait de *brebis* contient beaucoup trop de caséine, ce qui le rend indigeste ; aussi ne sert-il guère qu'à faire du fromage de *roquefort*.

Le lait de *chienne* est également indigeste parce qu'il renferme trop de caséine, mais comme il renferme beaucoup de phosphate de chaux, on l'a expérimenté en grand en le faisant prendre à des enfants rachitiques, et on a eu de bons résultats ; ces expériences ont été faites dans le département de la Drôme. Il contient encore assez de sucre pour être pris sans dégoût.

Le lait de *truie*, au contraire, ne contient pas assez de sucre ; mais comme on y trouve beaucoup de phosphate de chaux, j'avais pensé qu'on pourrait traire les truies, sucrer leur lait et l'administrer ainsi aux enfants faibles, rachitiques. Malheureusement la chose me paraît impossible ; voici pourquoi : MM. Estiez et Lepage, de Vouziers, qui élèvent ces animaux en grand, se sont mis à ma disposition avec leur amabilité habituelle ; un de leurs domestiques a passé une demi-journée à traire les truies et n'a pu obtenir que quelques gouttes de lait. Ces animaux offrent en effet ceci de particulier, c'est que le lait n'arrive dans la mamelle que lorsque le petit cochon essaye de boire, et, pour le faire arriver, il est obligé de faire des efforts si considérables qu'on n'en a pas idée quand on ne l'a pas vu à l'œuvre. Il est donc impossible d'en avoir assez pour le sucrer et le faire entrer ensuite dans l'alimentation des petits enfants. D'un autre côté, alors même que le manque de sucre ne l'empêcherait pas d'être potable, il est fort probable qu'il ne viendra jamais à l'esprit d'une mère de famille de suspendre son enfant aux sordides trayons de la truie.

De tous ces laits, lequel devrez-vous choisir ? Eh bien, d'une façon générale, c'est le lait de *vache*. Toutefois, comme je viens de vous le faire remarquer, le lait d'*ânesse* est celui qui se rapproche le plus de celui de femme, et il est certainement plus facile à digérer, dans les premiers temps de la vie, que celui de vache. Vous pourrez donc le donner, si vous avez une ânesse sous la main, en vous rappelant qu'il faut conserver l'ânon, car sans lui la mamelle se tarit généralement. Vous le donnerez pendant deux mois environ, mais ensuite vous devrez toujours revenir au lait de vache, celui d'ânesse n'étant plus alors une nourriture suffisante. Dès le début, vous le supprimerez, si vous remarquez qu'il est laxatif pour l'enfant. Beaucoup d'enfants, en effet, ont avec ce lait de la diarrhée ; en chauffant le lait, on ne peut corriger ce défaut, auquel il n'est possible de remédier qu'en ajoutant au lait un quart d'eau de chaux. Il n'y a du reste aucun inconvénient à l'essayer, quoi qu'en disent certains parents, qui ont peur de voir leurs enfants *tourner en bourrique*. En Hollande, il existe des ânesseries contenant jusqu'à 80 de ces animaux, et il paraît qu'on s'en trouve bien.

Ce lait est tellement cher et tellement rare que, d'une façon générale, vous devrez vous servir du lait de vache, en observant certaines règles que je vous indiquerai tout à l'heure.

Si vous vous servez du sein, il est évident qu'il y a peu de précautions à prendre. Sachez qu'il faut donner le sein à l'enfant aussitôt la naissance, c'est-à-dire au bout de 2 ou 3 heures, quand la mère est reposée. Le sein contient alors quelque chose qui n'est pas du lait ; ce liquide, qu'on appelle *colostrum*, sert à chasser tout ce que contient l'intestin de l'enfant. Le *colostrum* est tellement nécessaire pour purger l'enfant qui vient de naître que, si pour une raison quelconque la mère ne peut pas donner le sein, on doit donner dans le même but à l'enfant un peu d'eau miellée. Ce n'est guère qu'au bout d'un mois que le lait est véritablement du lait complet, et c'est du dixième au vingt-quatrième mois que les parties essentielles du lait commencent à diminuer, c'est-à-dire qu'à cette époque l'allaitement maternel devient insuffisant. Une particularité que j'ai quelquefois rencontrée, et qu'il est bon de vous signaler, est la suivante : l'enfant ne veut pas prendre le sein droit; c'est uniquement parce que, pour ce faire, l'enfant est couché sur le côté gauche, ce qui gène sa respiration. Vous le placerez alors de telle façon que ses jambes se trouvent sous le bras droit de la mère, il se trouve ainsi couché sur le côté droit et boira facilement. Enfin vous aurez soin de dégager le nez : souvent, en effet, un sein trop gros obstrue les narines de l'enfant, qui alors refuse de boire. Tout le monde sait que pour boire facilement à la bouteille, il faut en même temps respirer par le nez (1).

Si on ne trouve pas de nourrice, doit-on mettre l'enfant directement à la mamelle de l'animal ? Il n'y a d'utilité de le faire que si on pouvait se procurer une chèvre docile. (On connaît la fable d'Amalthée et de Jupiter, de cette chèvre célèbre introduite dans l'Olympe pour y allaiter le dieu des dieux.)

Vous donnerez le lait, autant que possible, aussitôt la traite, et je vous recommande, quand cela sera possible, de le recueillir directement dans

---

(1) Lorsqu'un enfant boit plus de vingt minutes en une seule fois, on peut être sûr qu'il y a pénurie de lait.

l'instrument, biberon ou autre appareil. Vous donnerez le lait à environ 37°, qui est la température humaine. Pour y arriver, je vous recommande, le biberon étant rempli de lait, de le plonger dans un vase d'eau chaude, de façon à ce qu'il chauffe au bain-marie ; on conseille d'ajouter un thermomètre au biberon, mais avec un peu d'habitude la mère pourra voir facilement elle-même si la température est convenable. Vous ferez votre possible pour avoir toujours du lait de la même vache. Si, comme cela arrive le plus souvent, vous ne pouvez donner le lait aussitôt la traite, vous le conserverez dans des vases de verre ou de cristal, jamais de métal. Ces vases seront lavés avec le plus grand soin, et vous ne vous servirez, pour cet usage, que d'une eau dont vous serez parfaitement sûre. A ce propos, vous vous rappellerez qu'à Bristol une épidémie de fièvre typhoïde a été causée par des vases lavés avec une eau qui était en communication avec des fosses d'aisances remplies de matières en putréfaction. Le jour où on s'en aperçut, les vases furent lavés avec de l'autre eau et l'épidémie cessa. Il est probable du reste qu'on ajoutait en fraude de cette eau au lait avant de le vendre.

Vous ne ferez jamais *bouillir* le lait, car une fois bouilli il n'est plus le même. Je vous parlais tout à l'heure de la caséine, qui est liquide, en temps ordinaire ; mais il y a encore une autre caséine, qui est simplement en suspension dans le lait. C'est celle-ci qui, par l'ébullition, monte à la surface en entraînant un peu de crème, et forme la pellicule que vous connaissez. Ce fait, à lui seul, suffit pour vous montrer que la constitution du lait est modifiée par l'ébullition.

A ce propos, je vous dirai que vous ne devez faire bouillir le lait que pour l'empêcher de *tourner*. S'il *tourne*, pour employer l'expression vulgaire, voici ce qui se passe :

Je vous ai dit que dans le lait il y a du sucre, que pour cette raison on appelle *sucre de lait*. Quand le lait est abandonné à l'air, ce sucre se transforme en acide lactique, transformation qui se fait sous l'influence d'un ferment apporté par l'air, et c'est justement ce ferment qui est tué par une température de 100°, c'est-à-dire par l'ébullition. Un temps chaud et orageux active au contraire cette fermentation.

Sous l'influence de cette transformation du sucre de lait, le lait devient acide et voici alors ce qui se produit : Je vous ai dit qu'il y a dans le lait de la caséine (ce avec quoi vous faites le fromage); or cette caséine ne peut pas rester dissoute dans un milieu acide, elle se *coagule*, et on dit alors que le lait est *tourné*.

Il arrive quelquefois que le lait tourne malgré l'ébullition, ceci est dû à la présence de vibrions, qui sont tués à une température de 110°. Dans ce cas le lait pourrait tourner sans être pour cela acide; c'est ainsi qu'opère la présure dans la fabrication du fromage.

Pendant les cinq ou six premières semaines, on fait teter l'enfant toutes les heures et demie ; plus tard, on espace davantage, pour ne plus donner à boire ensuite que toutes les trois heures. Il est bon d'apprendre les enfants à ne pas boire de lait la nuit ; pour cela, de onze heures du soir à cinq heures du matin, on ne leur donne d'abord qu'un peu de lait coupé, et, plus tard seulement, de l'eau sucrée. Pour y arriver, l'enfant couchera dans une autre chambre que sa mère, et celle-ci y trouvera l'avantage de mieux dormir. Rappelez-vous qu'en régularisant les tetées, l'enfant digère mieux : il n'est pas plus permis à un enfant qu'à un adulte de boire ou de manger à toutes les heures de la journée, il faut donner à l'estomac le temps de digérer entre deux repas.

Quand l'enfant crie, le cri est souvent le signe de la faim ; il tourne dans ce cas la tête et les bras dans tous les sens, comme pour chercher sa nourrice. Si après avoir bu l'enfant continue à crier *sans pleurer*, c'est qu'il souffre ; il faut alors chercher la cause de sa souffrance dans un maillot défectueux, qui le blesse dans un endroit quelconque ; d'autres fois il a des coliques, etc. Si en criant l'enfant pleure, c'est *généralement de la malice*, même chez les plus jeunes enfants. Vous voyez du reste que si vous le prenez sur vos bras il ne crie plus ; on comprend facilement combien, en cédant ainsi au moindre caprice de son enfant, la mère lui rend un mauvais service. L'enfant a donc le droit de crier, mais pas de pleurer.

Un cas qui se présente rarement, mais que je viens d'observer, est celui-ci : après un accouchement des plus naturels, un enfant bien conformé est resté endormi pendant plusieurs jours. La sage-femme et moi nous avons dû le martyriser en lui couvrant les jambes de sinapismes; deux ou trois fois par jour nous pouvions ainsi le réveiller assez pour qu'il pût prendre un peu de lait ; au bout de cinq ou six jours, l'enfant s'est enfin réveillé et s'est depuis très bien porté. Il faut, dans ce cas, que la mère permette au médecin d'instituer un traitement énergique.

Quand on ne peut pas se servir du lait de femme, il faut couper le lait de vache, comme je l'ai dit dans une conférence précédente (1), de la façon suivante : 2|3 eau, le premier mois; 1|2 le deuxième mois ; 1|3 le troisième ; 1|4 le quatrième, et ne donner le lait pur qu'à partir du cinquième mois. Jamais on n'ajoutera au lait d'eau d'orge ni d'autres ingrédients de la même espèce, qui ne servent qu'à rendre le lait indigeste.

Je vous ai dit que dans le lait il y avait du sucre; lorsque vous y ajoutez de l'eau, le lait est donc moins sucré qu'il ne l'est naturellement. Vous devez alors sucrer légèrement l'eau avant de la mélanger au lait. Burggraeve, professeur belge,

---

(1) *De l'allaitement au biberon,* conférence publique faite à Condé, le 15 juin 1881.

3

conseille d'ajouter du sel de cuisine, je crois qu'on peut essayer sans crainte, lorsque l'enfant voudra bien prendre du lait salé; Fonssagrives, dans une lettre que j'ai eu l'honneur de recevoir de lui, conseille de sucrer l'eau avec le sucre qu'on retire du lait, le *sucre de lait*; pour mon compte, je suis de l'avis de Jules Simon, on doit sucrer l'eau avec du sucre ordinaire, à moins que, se trouvant dans une grande ville, on n'ait sous la main du sucre de lait.

Pour donner le lait, je fais prendre à mes nourrices la bouteille que je vous présente. Avec cette bouteille, entièrement en verre, je supprime les tubes en caoutchouc. Rappelez-vous que je ne veux même pas qu'on mette à l'extrémité de la bouteille un bout de sein en caoutchouc; j'y fais ajouter simplement un morceau de toile sur lequel tète l'enfant. Sachez que les tubes en caoutchouc, quel que soit le soin avec lequel vous les laviez, renferment des végétations microscopiques qui font tourner le lait dès la seconde fois que vous vous en servez (1). Soyez convaincus que les trois quarts des maladies des enfants viennent d'un instrument qui ne convient pas; le seul bon est celui-ci. Je sais que les nourrices sont obligées de

______

(1) Voir à ce propos : *De l'allaitement au biberon*, conférence de Condé; — *Moniteur de la Policlinique*, année 1881; — *Revue de thérapeutique médico-chirurgicale*, 1er juin 1881.

le tenir ; mais ce n'est, dans tous les cas, pas plus gênant que l'élevage au sein, et les repas sont mieux réglés qu'avec le biberon ordinaire. A ce propos j'ajouterai que l'enfant est fait pour sucer, pour teter, et que c'est une erreur de les faire boire avec un verre ou avec une cuillère.

Votre enfant ne doit boire absolument que du lait jusque vers le sixième mois, et ce n'est qu'à ce moment que vous avez le droit de lui donner des potages au lait, les aliments gras ne doivent commencer qu'à la fin de la première année, tout en continuant, bien entendu, longtemps encore, l'usage du lait. Voici, en deux mots, ce que vous devez faire :

1° Jusqu'aux premières dents, rien que du lait ;

2° Jusqu'aux premières molaires, du dixième au douxième mois, rien que des aliments liquides : bouillies, soupes;

3° Quand les premières molaires sont sorties : aliments solides, croûte de pain, blanc de poulet, os à ronger, biscuit dans l'eau rougie, à laquelle on ajoute un peu d'eau de Vals, quand la digestion est mauvaise ; œufs, soupes maigres ou grasses, poisson, gelée de viande ; pas de fruits ni de légumes.

Rappelez-vous surtout que vous ne devez pas changer l'alimentation de l'enfant pendant une évolution dentaire.

Une question très importante, c'est celle du *sevrage*. Selon Galien, on ne devrait sevrer l'enfant que quand il a toutes ses dents de lait. Les Hébreux ne sevraient que quand l'enfant avait atteint *sa troisième année*; les Arabes avaient fixé cette époque à deux ans, et cette habitude de l'allaitement prolongé s'est conservée jusqu'à nous, surtout en Norwège, en Suède, en Danemark, en Turquie, et il **est** remarquable que, dans ces pays, la mortalité dans le premier âge est moins grande que chez nous. Quoi qu'il en soit, chez tous les peuples le sevrage a toujours été regardé comme une chose très importante ; les dames romaines mettaient le sevrage sous le patronage de la déesse Edulis. Dans les conditions normales, J. Simon conseille de sevrer complètement l'enfant du sein de la mère vers l'âge de quinze à seize mois, tout en continuant toujours le lait, concurremment avec les aliments dont je viens de parler. A ce moment, un moyen bien simple de dégoûter l'enfant du sein est de couvrir le mamelon de la nourrice d'extrait de gentiane délayé.

A partir de deux ans, l'enfant doit faire quatre petits repas par jour :

Le matin, bouillon ou soupe ;

Vers onze heures, potage, œuf, viande ou purée, ou un plat sucré ;

A trois heures, lait, eau rougie, avec un biscuit;

Le soir, à six ou sept heures, potage gras ou maigre. Ne jamais donner de dessert, et ne faire manger de la viande qu'une fois par jour. Pour ce qui est du *vin*, Platon voulait qu'on ne prît pas du vin avant dix-huit ans, et Gallien avant quatorze ans; il est certain que c'est là une exagération, mais on doit dire que jamais un enfant ne devrait boire de vin pur avant cinq ou six ans. Le thé, le café, les épices sont absolument défendus.

Rappelez-vous que toujours, aux aliments de l'enfant vous devez incorporer le lait, et que rien n'est mauvais comme les gâteaux et les sucreries, qui diminuent l'appétit et déterminent toute espèce de maladies de l'estomac et de l'intestin.

C'est ici le cas de dire un mot des substances avec lesquelles on a cru pouvoir remplacer le lait. Liebig a imaginé une farine lactée ainsi composée :

```
15 grammes de farine de blé,
15 grammes de farine de malt,
 6 grammes de bicarbonate de soude,
30 grammes d'eau,
150 grammes de lait de vache.
```

A propos de cette farine vous ne retiendrez qu'une chose, c'est que c'est grâce à elle que de l'autre côté du Rhin les cimetières sont peuplés de petits Allemands.

Je suis depuis quelque temps en rapport avec M. le docteur Zinnis, professeur de médecine à Athènes. Il m'a envoyé plusieurs brochures sur les causes de la mortalité des enfants, et je suis tout étonné qu'il préconise la farine lactée de Lapp, il la donne de préférence au lait quand la mère ne peut pas nourrir. En Grèce, paraît-il, il est presque impossible de se procurer du lait naturel, mais en France on se rendra toujours coupable d'une faute grave quand on se servira d'autre chose que du lait dans les premiers temps de la vie.

Votre enfant étant bien nourri, bien soigné, il s'agit de savoir s'il augmente de poids et pour cela il faut le peser toutes les semaines. Le poids de l'enfant est en naissant de 2 1|2 à 4 kilos; il diminue de 100 grammes dans les premiers jours à cause de la sortie du méconium; il les regagne ensuite du troisième au septième jour, puis l'augmentation quotidienne est d'environ 20 à 25 grammes jusqu'au cent-vingtième jour. A partir du cinquième mois, elle n'est plus que de 10 à 15 grammes.

Pour obtenir cet accroissement régulier, l'enfant doit prendre :

> Le 1ᵉʳ jour — 20 à 25 grammes de lait,
> Le 2ᵉ jour — 150 grammes,
> Le 3ᵉ jour — 400 grammes,
> Le 4ᵉ jour — 455 grammes.

pour arriver progressivement à 750 grammes le cent-vingtième jour. A partir de ce moment, la tetée doit varier de 850 à 950 grammes par jour.

Mesdames et Messieurs,

La nourriture est donc une chose importante dans l'élevage des petits enfants et vous ne devez jamais oublier que l'enfant a besoin de beaucoup plus de soins que le petit animal. Voyez un petit chat; il a froid, il a faim, immédiatement il se réfugie sous sa mère où il est sûr de trouver en même temps que la chaleur, une table bien servie ; le petit poulet qui a peur, sait que sous l'aile maternelle il trouve la sécurité. Et l'enfant ! s'il se découvre dans son lit, il ne se recouvre pas ; s'il a faim, il faut que sa mère le devine : pendant les premiers temps de l'existence, l'enfant n'a pas l'instinct de l'animal et il lui reste inférieur jusqu'à ce que la raison lui arrive. A ce moment seulement il devient un être supérieur parce que tandis que l'homme a sa raison pour le conduire dans ce chemin si difficile qu'il a à parcourir pour arriver au terme de son voyage, l'animal, lui, n'a jamais que son instinct. Oui l'enfant qui vient de naître a besoin de soins de tous les instants et l'on ne peut mieux dire que de répéter avec J.-J. Rousseau : « L'enfant a tout aussi besoin des soins de la mère que de sa mamelle ; d'autres femmes, des bêtes mêmes peuvent lui donner le lait qu'elle lui refuse, la sollicitude maternelle ne se supplée point. » Cette sollicitude maternelle, il est en effet bien rare qu'on la rencontre toute entière chez une nourrice mercenaire, et c'est parce que j'ai cru la rencontrer que j'ai récompensé, à Condé, la nourrice que vous savez (Mme Howa). Cette pensée de J.-J. Rousseau devrait être gravée sur tous les berceaux, elle rappellerait aux mères qu'il ne leur suffit pas de nourrir, et à celles qui ne peuvent pas donner leur sein, elle rappellerait qu'elles doivent un redoublement de soins, de vigilance.

Je voulais surtout vous dire aujourd'hui comment vous devez nourrir votre enfant : si j'ai le plaisir de revenir ici, je pourrai consacrer une séance aux mille et une précautions qu'on doit prendre aussitôt la naissance.

Pour ce qui est du *coucher* par exemple, je vous dirai que le berceau ne doit jamais être placé par terre, comme je le voyais ces jours-ci dans une maison de Vrigy. Le berceau, se trouvant près du feu, l'enfant est exposé au courant d'air qui va de la porte à la cheminée. Jamais vous ne mettrez d'édredon, et vous coucherez l'enfant sur de la balle d'avoine et non sur la plume. Vous ne coucherez jamais l'enfant avec sa mère et à ce propos voyez le texte même de la Bible ; le jugement de Salomon fait mention du danger que court alors l'enfant : « Cette femme, dit la vraie mère, a étouffé son enfant en le couchant avec elle. » Lorsque vous soulèverez un enfant, vous le ferez en plaçant une main de chaque côté de la poitrine. Si vous le soulevez en le prenant par la main, vous avez beaucoup de chance pour lui démettre le coude (luxation du radius), c'est là un accident des plus fréquents. L'enfant ne devant marcher seul que vers l'âge de 10 à 15 mois, vous ne le placerez jamais sur ses jambes avant 4 ou 5 mois. C'est parce que les mères désirent les voir marcher trop vite que tant d'enfants, dans les villes, ont les jambes tordues. Dans les campagnes au contraire où les parents n'ont pas le temps de s'occuper de leurs enfants, ceux-ci ont les jambes bien plus droites. Mettez donc le petit enfant sur une peau ou un tapis, abandonnez-le à lui-même et vous lui verrez faire des efforts pour se retourner. Ces efforts le fortifieront et plus tard il marchera quand ses muscles et ses os seront capables de le soutenir. Pauvres mères impatientes, avez-vous donc déjà vu, à part quelques monstruosités, des enfants qui ne marchaient pas ? Les jambes poussent toujours, comme les dents et la langue. Je m'étendrai également une autre fois sur le sommeil : je vous dirai que jusqu'à deux ans l'enfant doit dormir deux heures l'après-midi, mais qu'après ce temps on doit l'en déshabituer. Pour l'endormir, bercez-le doucement ou plutôt encore chantez comme le faisaient les femmes grecques. Si vous saviez combien est fragile le cerveau de l'enfant, vous reconnaîtriez avec moi combien sont imprudentes ces mères qu les bercent rudement, celles qui aussitôt la naissance leur font faire de longs voyages en chemin de fer ou qui par paresse abusent, pour les promener, des petites voitures pourtant si commodes ! Lorsqu'il n'est pas dans son lit, le bébé qui vient de naître n'est bien que sur les bras de sa mère ; quoi de plus beau et de plus naturel que de le voir endormi sur le sein de sa mère ?

A propos des soins de propreté je vous dirai qu'on doit enlever le bouser qui se trouve sur la tête. Avec un peu d'huile et une brosse en caoutchouc vous en venez facilement à bout. Les *poux*.

cette autre chose sacrée, doivent également être regardés comme nuisibles. A ce sujet, permettez-moi de vous raconter l'histoire suivante : Vous savez que bien des femmes pensent qu'il ne faut pas détruire ces intéressants animaux, en disant que c'est la santé du corps, mais je n'avais jamais entendu ce que m'a dit une femme de Vandy, il y a quelques mois. J'avais soigné un enfant d'une fièvre typhoïde grave qui s'était accompagnée d'accidents cérébraux ; ces accidents avaient fait craindre aux parents une méningite. Lorsque l'enfant fut guéri, la mère me dit textuellement cette phrase que je n'oublierai jamais : « Comment voulez-vous que cet enfant vive ; il est bien certain qu'il aura une méninge : j'ai un autre garçon qui a des poux, à plusieurs reprises j'ai pris de ses poux et j'ai essayé de les repiquer sur la tête du petit malade et malgré tous mes soins, ils n'ont jamais pu y vivre, c'est donc un enfant perdu et vous avez beau faire, nous ne l'élèverons pas. » C'est là un préjugé qui sera difficile à faire disparaître. Un autre préjugé est celui d'après lequel on doit entretenir les excoriations de la peau dans les endroits souvent humides, principalement aux fesses; on se trouvera bien de se servir pour guérir ces excoriations, d'une poudre que je vous recommande par dessus toutes les autres, la *Subérine*. Une autre poudre dont on peut se servir et qui coûte beaucoup moins cher, est celle qu'on obtient en brossant le pain lorsqu'on le retire du four; la plupart des autres poudres employées à cet usage réussissent du reste très bien.

Je vous dirai aussi que généralement on craint beaucoup trop de sortir les enfants, qu'un enfant doit sortir dès la 2ᵉ ou la 3ᵉ semaine quand le temps n'est pas contraire, un peu plus tard en hiver. Mais tous ces détails et bien d'autres doivent être réservés pour une autre séance. Ce que j'ai voulu dans cette conférence, c'est en vous montrant la composition du lait, vous prouver que c'était le seul aliment convenable pour les enfants jusqu'au sixième mois au moins. Je vous ai fait comprendre ensuite pourquoi, lorsque le sein fait défaut, vous devez vous servir du lait de vache. Avant tout vous retiendrez que ce lait, coupé selon les règles que je vous ai indiquées, doit être donné avec un instrument sans caoutchouc. Tels sont, Mesdames et Messieurs, les quelques points que je m'étai proposé de traiter aujourd'hui devant vous.

FIN

INDEX BIBLIOGRAPHIQUE

Jules Simon : *Conférences sur les maladies des enfants.*

Fonssagrives : *Leçons d'hygiène infantile.*

D'Ardenne : *De l'allaitement artificiel.*

Paris. — Alcan-Lévy, imprimeur breveté, 61, rue Lafayette.